Barbacoa

La guía definitiva para principiantes recetas simples para excelentes alimentos cocinados a la llama

(Comenzó con las mejores recetas deliciosas de barbacoa)

Juan Reyes

Tabla De Contenido

Sopa Italiana De La Boda De California 1

Marchetti 3

Hamburguesas Gyro A La Parrilla 5

Col Jambalaya 7

Mezcla De Carne Y Arroz 9

Griego Bifteki 11

Jalapeño-Queso Hamburguesa De Cebolla 13

Carne De Res Y Frijol Chimichangas 15

Mock Filets 18

Meatloaf Estilo Asiático 20

Hamburguesas De Cebolla Y Cheddar 22

Pizza De La Burbuja 24

Ragu Boloñés 26

Pizza Burgers I 28

Lumpia 29

Las Mejores Albóndigas 32

Hamburguesa Quiche 34

Beefy Manicotti 37

Cena De Teri En Una Calabazassss 39

Cazuela De Puerro Holandesa 42

Guiso De Maíz Hopi 45

Cubanos Frijoles 47

N'awlins Pimientos Rellenos 49

All Protein Meatloaf 52

Albóndigas Italianas De Tres Animales 54

Taco Pizza 56

Burger De La Zona De La Bahía De Chris .. 59

Salami Casero 61

Pimientos Verdes Rellenos Checos 63

Hervido De Gente 66

Goetta Del Sarge - Desayuno Alemán 68

Shearers 'Mince Y Potato Hot Pot 70

Meatloaf Cordon Bleu 73

Fusion Chili 75

Pastel De Durazno 79

Cazuela De Cheesesteak De Filadelfia......... 81

Judías Al Estilo Texas..................................... 84

Jeannie's Famous Potato Hamburger Casserole 86

Gramma's Old Fashioned Chili Mac............. 89

Ensalada De San Antonio 91

Frijoles Verdes Y Carne De Gel 93

Pastel De Pastor Zippy..................................... 95

Las Mejores Hamburguesas De Barbacoa. 98

Slower Cooker Chili Ii.................................... 100

Empanadas De Carne De Jamaica............... 102

Pan De Carne Con Una Torcedura.............. 105

Simplemente Lasaña....................................... 109

Spaghetti De La Mamá Boloñesa................. 111

Squash Spaghetti Con Salsa De Carne Paleo 114

Tater Tot Taco Cazuela................................. 117

Fácil Cazuela De Taco 120

Pimientos Rellenos Al Horno 122

Arroz Mexicano... 125

Raviolis Al Horno Deliciosos Y Deliciosos 127

Buey Con Chalotes Caramelizados............ 130

Filete De Whisky De Pasas 132

Kelly's Slow Cooker Carne De Res, Setas Y Sopa De Cebada 134

El Stroganoff Rico Y Cremoso De La Carne De Tonya... 136

Filetes Irlandeses 139

Queso Azul, Molletes De Carne De Espinaca 142

Sopa Italiana De La Boda De California

Ingredientes
- 2 tazas de escarola en rodajas finas (la espinaca puede ser sustituida)
- 2 limón, zest
- taza de orzo sin cocer
- queso parmesano rallado para repostería
- libra de carne picada extra-magra
- huevo batido ligeramente
- cucharadas de pan rallado italiano
- 2 cucharada de queso parmesano rallado
- 2 cucharadas de hojas de albahaca fresca trituradas
- 15 tazas de caldo de pollo

Direcciones

1 Mezcle la carne, el huevo, las migas de pan, el queso, la albahaca, el perejil y las

cebollas verdes; forma en bolas de 1/3 pulgadas.
2. Vierta el caldo en una cacerola grande a fuego alto.
3. Al hervir, dejar caer las albóndigas.
4. Agregue escarola, ralladura de limón y orzo. Vuelva a hervir; reducir el calor a medio.
5. Cocine a ebullición lenta durante 25 minutos o hasta que el orzo esté tierno, revolviendo con frecuencia.
6. Servir salpicado con queso.

Marchetti

Ingredientes
- 2 set (4 onzas) de setas en rodajas
- 4 tazas de queso americano procesado, desmenuzado
- 1/2 cucharadita de ajo en polvo
- sal y pimienta para probar
- 1/2 (2 6 onzas) de paquete de fideos de huevo seco
- 4 libras de carne picada
- 2 cebolla picada
- 2 sopa de tomate condensada (2 0,8 6 onzas)
- 2 (2 0,8 6 onza) de crema condensada de sopa de champiñones

Direcciones
1 Traiga una olla grande de agua ligeramente salada a ebullición.
2 Agregue la pasta y cocine por 25 a 30 minutos o hasta al dente; desagüe.

3. Precaliente el horno a 488 grados de F Coloque la carne picada y la cebolla en una sartén grande y profunda.
4. Cocine a fuego medio alto hasta que la carne esté uniformemente parda y la cebolla tierna.
5. Drene el exceso de grasa.
6. Agregue los tallarines, la sopa de tomate condensada, la sopa de hongos condensada, las setas rebanadas y 4 taza de queso.
7. Sazone con ajo en polvo, sal y pimienta.
8. Vierta en un plato de 10 x 2 4 pulgadas de hornear.
9. Espolvorear la parte superior con el restante 2 taza de queso.
10. Hornee en horno precalentado durante 45 minutos.

Hamburguesas Gyro A La Parrilla

Ingredientes

- 2 (8 onzas) de contenedores yogur natural, dividido
- 2 paquete de 2 paquete (2 onza) de mezcla seca al estilo Ranch
- 2 pepino, pelado, sembrado y picado
- 4 libras de carne picada
- 1/2 taza de cebolla picada
- rebanadas de pan pita
- 2 tazas de hojas rotas de lechuga
- 2 tomate, sin semillas y cortado en cubitos

Direcciones

1 En un tazón mediano, combine 2 recipiente de yogur natural con la envoltura de la mezcla de preparación de rancho.

2 Retirar la mitad de la mezcla a otro recipiente.

3. En uno de los tazones, agregue el recipiente restante del yogur llano y del pepino cortado; mezclar bien.
4. Cubrir y refrigerar.
5. Precaliente la parrilla y ligeramente la parrilla de aceite.
6. Mezcle la carne picada y 1 taza de cebolla en la mitad restante de la mezcla de yogur.
7. Forma en 8 empanadas de hamburguesa.
8. Asar las empanadas a fuego medio durante 10 minutos de cada lado, girando una vez.
9. Cortar el 1 de los bolsillos de pita y rellenar con lechuga rasgada, hamburguesa a la parrilla, salsa de pepino cremosa y tomates en cubos.

Col Jambalaya

Ingredientes
- 2 diente de ajo picado
- 2 repollo medio, picado
- 2 de tomates cocidos
- 2 4 1 onzas líquidas de agua
- 2 taza de arroz sin cocer
- 2 pizca de sal de ajo, o al gusto
- 2 libra de carne picada
- 2 libra de salchicha ahumada, cortada en rodajas de
- 1/2 de pulgada
- 2 cebolla picada
- 4 tallos de apio, picados

Direcciones

1 Combinar la carne picada, la salchicha ahumada, la cebolla, el apio y el ajo en una olla grande a fuego medio-alto.
2 Cocine y revuelva hasta que la carne esté dorada uniformemente, aproximadamente 10 minutos.

3 Agregue la col, los tomates, el agua y el arroz.
4 Sazone con sal de ajo. Llevar a ebullición; reducir el calor a bajo.
5 Cubra y cocine, revolviendo una vez, hasta que el arroz esté blando, de 4 5 a 50 minutos.

Mezcla De Carne Y Arroz

Ingredientes
- 2 cubito de caldo de carne de res
- cucharadita de pimienta negra molida
- de tomates cortados en cubitos
- taza de pimiento verde picado
- 2 paquete de queso mozzarella
- 2 libra de carne picada
- taza de cebolla picada
- 1 tazas de agua
- taza de arroz sin cocer

Direcciones
1. Coloque la carne picada y la cebolla en una sartén grande y profunda.
2. Cocine a temperatura media-alta hasta que esté uniformemente dorado.
3. Drene el exceso de grasa.
4. Agregue el agua y el arroz.
5. Sazone con caldo de carne y pimienta negra.

6. Cocine a fuego lento durante 45 a 50 minutos, o hasta que se absorba el agua.
7. Agregue los tomates cortados en cuadritos y los pimientos verdes.
8. Cocine a fuego lento otros 30 minutos, hasta que el pimiento verde esté tierno.
9. Espolvorear la parte superior con queso.

Griego Bifteki

Ingredientes
- 2 cucharaditas de tomillo seco
- sal y pimienta para probar
- 4 onzas de queso feta
- 1/2 libras de carne picada
- 2 cucharada de yogur natural

Direcciones
1. Precaliente la parrilla para el calor indirecto.
2. En un tazón grande, mezcle la carne picada, el yogur, el tomillo y la sal y la pimienta.
3. Forme la carne en 10 empanadas, de aproximadamente 4 a 6 pulgadas de diámetro.
4. Cortar el queso en 6 rebanadas.
5. Coloque una rebanada de queso entre dos empanadas, y selle los bordes.
6. Repita con las restantes empanadas de carne y rodajas de queso.

7. Establecer bifteki a un lado.
8. Cepille la parrilla con aceite y coloque bifteki en la rejilla caliente.
9. Cubra y cocine durante 25 a 30 minutos, o hasta que la carne esté cocida y el queso se derrita.

Jalapeño-Queso Hamburguesa De Cebolla

Ingredientes

- 2 libra de carne picada magra
- 4 rebanadas de queso de pepperjack
- 4 hamburguesas
- 2 chile jalapeño fresco picado finamente picado
- 2 dientes de ajo picados
- 2 cebolla pequeña, finamente picado

Direcciones

1 Precaliente la parrilla para el calor alto.
2 Mezcle la pimienta jalapeño, el ajo, la cebolla y la carne picada en un tazón mediano.
3 Forma en cuatro empanadas.
4 Cepille la rejilla de la parrilla con aceite.
5 Empanadas de hamburguesa de la parrilla 10 minutos por lado, o hasta bien hecho.

6 Cubrir con el queso de pepperjack, y servir en bollos.

Carne De Res Y Frijol Chimichangas

Ingredientes
- Lechuga triturada
- 2 tomate, cortado en cubitos
- 2 libra de carne picada magra
- 1/3 taza de cebolla picada
- 1/3 taza de pimiento verde cortado 2 cucharadita de comino molido
- 2 de frijoles refritos
- tortillas de harina de 2 2 pulgadas
- 2 paquete de queso de Monterey Jack desmenuzado
- 2 cucharada de mantequilla derretida
- en cubitos
- 4 tazas de maíz de granos enteros
- 2 tazas de salsa de taco
- 2 cucharaditas de chile en polvo
- 2 cucharadita de sal de ajo

Direcciones

1 Precaliente el horno a 490 grados de F.

2. Brown la carne molida en una sartén a fuego medio-alto.
3. Escurra el exceso de grasa y agregue la cebolla, el pimiento y el maíz.
4. Cocine por unos 8 minutos más o hasta que las verduras estén tiernas.
5. Incorporar la salsa de taco, y sazonar con chile en polvo, sal de ajo y comino, revolviendo hasta mezclar.
6. Cocine hasta que se caliente, luego retire del fuego y déjelo a un lado.
7. Abrir la lata de frijoles, y extender una fina capa de frijoles en cada una de las tortillas.
8. Cuchara la mezcla de carne por el centro, y luego la parte superior con queso rallado tanto como desee.
9. Enrolle las tortillas y colóquelas sobre una bandeja para hornear. Cepille las tortillas con mantequilla derretida.
10. Hornee durante 45 a 50 minutos en el horno precalentado, o hasta que esté dorado.

11 Servir con lechuga y tomate.

Mock Filets

Ingredientes
- 4   cucharaditas de sal
- 2 /8 cucharadita de pimienta
- rebanadas de tocino
- taza de ketchup
- cucharadas de azúcar morena
- 1/2 cucharadita de mostaza seca
- 2 libra de carne picada
- 1/3 taza de migas de pan
- 2 huevos batidos
- 2 cucharadas de cebolla picada

Direcciones
1. Precaliente el asador de su horno.
2. En un tazón mediano, mezcle la carne picada y las migas de pan.
3. Agregue los huevos, la cebolla, la sal y la pimienta; mezclar bien.
4. Forma en 8 empanadas gruesas.
5. Envuelva el tocino alrededor del borde exterior de cada empanada, y asegúrelo

con un palillo de dientes o un hilo de cocina.

6 Colóquelo en una parrilla en la cacerola de la cacerola y asar a 8 pulgadas de la fuente de calor durante 30 minutos.

7 Saque el horno y vuelva las empanadas.

8 Mezcle el ketchup, el azúcar moreno y la mostaza en un recipiente pequeño.

9 Cuchara sobre las empanadas, y volver a asar por 10 minutos más o hasta que la carne es firme, y ya no rosa en el centro.

Meatloaf Estilo Asiático

Ingredientes
- 2 tallos de apio, finamente picado
- cucharadas de salsa de soja
- 2 cucharada de jengibre fresco picadito
- 2 cucharadas de salsa hoisin
- taza de salsa hoisin
- cucharadas de ketchup
- 4 libras de carne picada
- libra de carne de cerdo molida
- 4 rebanadas de pan, dividido en trozos pequeños
- huevos, ligeramente batidos
- cebolla pequeña, finamente picado

Direcciones

1 Precaliente el horno a 485 grados de F.
2 En un tazón grande, mezcle la carne, el cerdo, las migas de pan, los huevos, la cebolla y el apio.

3 Sazone con 5 cucharadas de salsa de soja, jengibre y 4 cucharadas de salsa hoisin.
4 Pat mezcla en una cacerola poco profunda 2 cuartos.
5 Hornee en horno precalentado durante 45 minutos.
6 Drene la grasa de la cacerola.
7 En un tazón pequeño, mezcle 1 taza de hoisin con 2 cucharadas de ketchup.
8 Se extiende sobre el pastel de carne.
9 Continúe cocinando durante 25 minutos más o menos. Retirar del horno y dejar reposar durante 8 minutos.

Hamburguesas De Cebolla Y Cheddar

Ingredientes
- cucharadita de sal
- cucharadita de pimienta
- 1/2 cucharadita de orégano seco
- cucharada de salsa Worcestershire
- 1/3 taza de queso cheddar rallado
- hamburguesas
- 2 libras de carne picada
- 2 taza de cebolla picada
- 2 huevo batido
- taza de ketchup

Direcciones
1. En un tazón grande, combine la carne de vaca, la cebolla, el huevo y el ketchup.
2. Sazone con sal, pimienta, orégano y salsa Worcestershire.
3. Mezclar ligeramente en queso cheddar.
4. Forme la mezcla de carne en 8 empanadas gruesas.

5 Precaliente el horno en el ajuste del asador.
6 Coloque las hamburguesas en la sartén.
7 Asar a fuego lento, girando una vez, hasta que esté bien cocido, unos 8 minutos por lado.
8 Servir en bollos de hamburguesa.

Pizza De La Burbuja

Ingredientes
- 2 libra de carne picada
- 1/2 libra de salchicha salchicha cortada en rodajas
- 2 de salsa de pizza
- 2 de bollos refrigerados de mantequilla de galleta de masa
- cebolla, cortada en rodajas y separada en anillos
- puede cortar aceitunas negras
- de champiñones en rodajas
- tazas de queso mozzarella rallado
- 2 taza de queso cheddar rallado

Direcciones
1. Precaliente el horno a 400 grados de F. Engrase un plato para hornear de 12 x 28 pulgadas.
2. Coloque la carne picada en una sartén grande y profunda.

3   Cocine a temperatura media-alta hasta que esté uniformemente dorado.
4   Agregue el pepperoni y cocine hasta que esté dorado.
5   Drene el exceso de grasa.
6   Incorporar la salsa de pizza.
7   Retirar del fuego y dejar de lado.
8   Cortar las galletas en cuartos, y colocar en el fondo del plato de hornear.
9   Extender uniformemente la mezcla de carne sobre las galletas.
10 Espolvorear la parte superior con cebolla, aceitunas y champiñones.
11 Hornear sin cubrir en horno precalentado durante 26 a 30 minutos. Espolvorear la parte superior con mozzarella y queso Cheddar.
12 Hornear de 8 a 30 minutos más, hasta que el queso se derrita.
13 Dejar reposar 30 minutos antes de servir.

Ragu Boloñés

Ingredientes
- libra de carne de cerdo molida
- libra de carne picada
- 1/2 taza de tocino panceta finamente picado
- taza de leche
- tazas de salsa de tomate
- tazas de caldo de carne de res
- taza de aceite de oliva virgen extra
- taza de mantequilla
- taza de cebolla picada
- taza de apio picado
- 1/2 taza de zanahoria picada
- libra de ternera molida

Direcciones

1 Calentar el aceite de oliva y la mantequilla en una cacerola grande a fuego medio.
2 Saltear la cebolla, el apio y las zanahorias hasta que estén suaves.

3. Agregue la ternera, el cerdo, la carne de vaca y la panceta, y cocine hasta que estén uniformemente marrones, de 28 a 35 minutos.
4. Vierta la leche y cocine hasta que el líquido se haya evaporado, unos 30 minutos.
5. Agregue la salsa de tomate y el caldo de carne.
6. Cubra y cocine a fuego lento 2 6 horas.

Pizza Burgers I

Ingredientes

- 4 hamburguesas
- 4 rebanadas de queso mozzarella rallado
- 2 libra de carne picada
- 2 (2 4 onza) de salsa de pizza

Direcciones

1. Coloque la carne picada en una sartén grande y profunda.
2. Cocine a temperatura media-alta hasta que esté uniformemente dorado.
3. Drene el exceso de grasa. Incorporar la salsa de pizza, y el calor a través.
4. Colóquelos en los bollos y cúbrelos con queso.
5. Horno de microondas durante 25 a 30 segundos, o hasta que el queso se derrita.

Lumpia

Ingredientes

- 2 zanahoria, rallada
- 1/2 taza de salsa de soja
- 2 1 cucharaditas de pimienta negra
- 4 cucharadas de ajo en polvo
- 2 cucharadas de sal
- 2 (2 6 onzas) envoltura del paquete del resorte del paquete
- 4 cuartos de galón de aceite para freír
- 2 libra de carne de cerdo molida
- 2 libra de carne picada
- 2 cebolla mediana, finamente picado

Direcciones

1 En un tazón grande, combine el cerdo molido, la carne picada, la cebolla y la zanahoria.
2 Asegúrese de mezclar completamente todo.
3 Sugiero bajar y sucio y usar las manos.

4 Amasar la carne en el tazón si es necesario.
5 Gradualmente mezcle la salsa de soya, la pimienta negra, el ajo en polvo y la sal hasta que todos los ingredientes estén uniformemente distribuidos.
6 Coloque unas cuantas envolturas a la vez sobre una superficie plana, y coloque alrededor de 2 cucharadas de relleno en una línea por el centro de la envoltura.
7 Asegúrese de que el relleno no es más grueso que su pulgar, o la envoltura se cocinará más rápido que la carne.
8 Tome los bordes inferior y superior de la envoltura y plegarlos hacia el centro.
9 Tome los lados izquierdo y derecho, y doblarlos hacia el centro.
10 Humedezca el último borde de la envoltura para sellar.
11 Ahora repita el uso del resto de las envolturas, y tener esposo o los niños te ayudan.

12. Caliente el aceite en una freidora o una sartén pesada a 490 grados F.
13. Freír 4 o 10 lumpia a la vez.
14. Freír durante unos 4 o 4 minutos, girando una vez.
15. Los Lumpia se cocinan cuando flotan, y la envoltura es dorada.
16. Cortar por la mitad, o servir como es con la salsa de inmersión.
17. Nos gusta la salsa agridulce, salsa de soja con limón o ketchup de plátano.

Las Mejores Albóndigas

Ingredientes
- taza de queso Romano recién rallado
- cucharadas de perejil plano italiano picado
- sal y pimienta negra molida al gusto
- 2 tazas de pan italiano añejo, desmenuzado
- tazas de agua tibia
- 2 taza de aceite de oliva
- 2 libra de carne picada
- libra de ternera molida
- libra de carne de cerdo molida
- dientes de ajo picados
- huevos

Direcciones
1 Combine la carne de res, la ternera y el cerdo en un tazón grande.
2 Añada el ajo, los huevos, el queso, el perejil, la sal y la pimienta.

3 Mezcle las migas de pan en la mezcla de la carne.
4 Lentamente agregue el agua 1 taza a la vez.
5 La mezcla debe ser muy húmeda, pero aún así mantener su forma si se enrolla en albóndigas.
6 (Usualmente uso alrededor de 8 /4 tazas de agua).
7 Forma en albóndigas.
8 Caliente el aceite de oliva en una sartén grande.
9 Freír las albóndigas en lotes.
10 Cuando la albóndiga es muy marrón y ligeramente crujiente quitar del calor y escurrir en una toalla de papel.

Hamburguesa Quiche

Ingredientes
- cucharada de queso Cheddar afilado, desmenuzado
- 1/2 cucharadita de aroma de humo líquido
- de jarrita real bacon bits
- cucharaditas de salsa Worcestershire
- sal
- Queso Cheddar agrietado de 1/2 libra, desmenuzado
- 2 paquete de papas congeladas de patatas congeladas, descongeladas
- libra de carne picada
- cebolla pequeña picada
- taza de leche
- 2 huevos batidos
- 2 cucharada de maicena

Direcciones
1 Precaliente el horno a 490 grados de F.

2 Ligeramente engrase un plato de pastel de 12 pulgadas.
3 Presione marrones en el fondo y los lados del plato de pastel.
4 Hornee en horno precalentado durante 28 a 40 minutos, o hasta que empiece a dorarse.
5 Mientras tanto, coloque la carne picada y la cebolla en una sartén grande y profunda. Cocine a fuego medio-alto hasta que la carne esté bien dorada.
6 Escurrir, desmenuzar y dejar enfriar.
7 En un tazón mediano, bata la leche, los huevos y la fécula de maíz. Agregue 1 libra de queso rallado y mezcla de carne molida. Mezclar en el humo líquido, trozos de tocino, salsa Worcestershire y sal.
8 Vierta en la corteza marrón hash.
9 Hornear en horno precalentado durante 25 minutos.
10 Retirar del horno, espolvorear 1/2 libra de queso cheddar rallado en la parte

superior, y colocar de nuevo en el horno. Hornee 30 minutos, o hasta que el relleno esté hinchado y dorado.
11 Dejar reposar durante 25 minutos antes de servir.

Beefy Manicotti

Ingredientes

- 1/2 cucharadita de condimento italiano
- 2 huevo
- 2 tazas de mezcla italiana de queso rallado, dividido
- 2 de salsa de tomate
- 2 (2 6 onzas) de tomates cocidos
- 1/2 taza blanca Zinfandel
- setas, en rodajas finas
- 25 cáscaras de manicotti
- libra de carne picada
- cebolla pequeña, picada
- dientes de ajo picados
- 1/2 taza de migas de pan seco

Direcciones

1 Precaliente el horno a 490 grados de F.
2 Traiga una olla grande de agua ligeramente salada a ebullición.
3 Agregue la pasta y cocine por 30 a 35 minutos o hasta al dente; desagüe.

4. Coloque la carne picada, la cebolla y el ajo en una sartén grande y profunda.
5. Cocine a fuego medio alto hasta que la carne esté uniformemente dorada.
6. Retírelo del calor. Mezclar en migas de pan, condimento italiano, huevo y 2 taza de queso rallado. Cuchara de relleno en manicotti conchas.
7. Combine la salsa de tomate, los tomates estofados, el vino y los champiñones.
8. Salsa de cuchara para cubrir la parte inferior de un plato de hornear 10 x 25 pulgadas.
9. Coloque el manicotti lleno en una sola capa y cubra con la salsa restante.
10. Espolvorear la parte superior con el queso restante.
11. Cubrir y hornear en horno precalentado durante 50 minutos. Retire la tapa y hornee 30 minutos.

Cena De Teri En Una Calabazassss

Ingredientes
- 4 tazas de grano largo y mezcla de arroz silvestre
- 2 calabaza de azúcar
- 2 de crema condensada de sopa de apio
- 2 de crema condensada de sopa de champiñones
- 2 latas de setas y trozos de hongos, escurridos
- 2 latas de 30.6 onzas de judías verdes cortadas en francés
- 4 libras de carne picada
- 2 libra de salchicha de cerdo molida
- sal y pimienta para probar
- 2 cucharadas de especias de pastel de calabaza
- 2 cucharadas de azúcar morena
- 2 de latas de caldo de pollo

Direcciones

1. En una sartén grande a fuego medio, mezcle la carne picada y las salchichas.
2. Cocine y revuelva hasta que esté dorado uniformemente.
3. Mezcle en sal y pimienta, especias de pastel de calabaza y azúcar morena.
4. Escurrir las carnes, y mezclar en caldo de pollo y arroz.
5. Cubrir y cocinar de 45 a 50 minutos, hasta que el arroz esté blando.
6. Precaliente el horno a 420 grados F Retire y reserve la parte superior de la calabaza.
7. Recoge las semillas y la pulpa fibrosa.
8. Mezclar crema de sopa de apio, crema de sopa de champiñones, tallos y trozos de setas, y judías verdes en la mezcla de carne y embutidos.
9. Cuchara la mezcla en la calabaza, y reemplace la tapa de la calabaza.
10. Coloque la calabaza en una bandeja para hornear grande y hornee 5

hora en el horno precalentado, o hasta que la calabaza esté tierna.
11. Recoger las porciones de relleno y las partes de la pulpa cocida para servir.

Cazuela De Puerro Holandesa

Ingredientes
- 2 pimiento verde picado
- 2 cucharada de chiles verdes picados finamente
- salsa de soja al gusto
- 2 paquete de queso cheddar rallado
- onzas de jamón cocido, cortado en tiras finas
- 2 libras de papas, peladas y picadas
- 1/2 taza de leche
- 2 libras de puerros picados
- 2 libra de carne picada
- 2 cebolla picada
- 2 pimiento rojo picado

Direcciones
1. Precaliente el horno a 580 grados de F.
2. Traiga una olla grande de agua salada a ebullición, y cocine las patatas hasta que

estén tiernas pero firmes, unos 28 minutos.
3 Escurra las patatas y transfiéralas a un tazón mediano.
4 Triturar junto con la leche.
5 Coloque los puerros en una cacerola mediana con suficiente agua para cubrir, y lleve a ebullición.
6 Cocine 30 minutos, o hasta que estén tiernos.
7 Escurrir y reservar.
8 En una sartén mediana a fuego medio, cocine y revuelva la carne molida hasta que esté uniformemente marrón.
9 Mezcle la cebolla, el pimiento rojo y el pimiento verde.
10 Sazonar con chiles verdes y salsa de soja.
11 Continúe cocinando y revolviendo hasta que las verduras estén tiernas.
12 En un plato de hornear mediano, mezcle puré de patatas, puerros y mezcla de carne picada.

13 Espolvorear con queso cheddar, y la parte superior con jamón.
14 Hornee 30 minutos en el horno precalentado, hasta que esté burbujeante y ligeramente dorado.

Guiso De Maíz Hopi

Ingredientes
- 4 libras de carne picada
- 2 cebollas grandes, cortadas en cubitos
- 2 cucharadas de chile en polvo
- patatas cortadas en cubitos
- 2 libra de zanahorias, cortadas en cubitos
- 4 tazas de manzana blanca
- 4 latas de tomates pelados enteros con líquido, picado
- 2 de latas chiles verdes picados, con jugo
- 4 tazas de caldo de carne
- cucharadita de sal
- cucharadita de pimienta negra molida

Direcciones

1 En una olla grande a fuego medio, cocine la carne molida hasta que esté uniformemente marrón.

2 Agregue las cebollas y saltee hasta que estén suaves y translúcidas.
3 Sazone con el chile en polvo, y cocine durante unos 4 minutos.
4 Agregue patatas, zanahorias, manzanas, tomates y chiles.
5 Vierta el caldo de carne.
6 Sazonar al gusto con sal y pimienta.
7 Reduzca el fuego y cocine a fuego lento 3 horas, o hasta que las patatas y las zanahorias estén tiernas.

Cubanos Frijoles

Ingredientes
- 2 de aceitunas negras picadas, escurridas
- 1/2 taza de vinagre de vino tinto
- 4 ramitas de cilantro fresco, picadas
- 1/2 cucharadita de pimienta chipotle seca molida
- 2 tazas de arroz integral
- 4 tazas de agua
- 4 libras de carne picada
- 2 cucharadas de condimento Cajun
- 2 cebolla picada
- 2 latas de frijoles negros

Direcciones

1 Coloque el arroz y el agua en una cacerola a fuego medio.
2 Llevar a ebullición, luego reducir el fuego a fuego lento y cocine a fuego lento durante unos 50 minutos, o hasta que el arroz esté blando.

3 Mientras el arroz está cocinando, dorar la carne picada en una sartén o wok.
4 Sazone con condimentos Cajun.
5 Cuando la carne esté casi terminada, agregue la cebolla y cocine hasta que la carne esté dorada y la cebolla sea translúcida.
6 Agregue los frijoles, las aceitunas, el vinagre y el polvo de chipotle, si está usando.
7 Mezcle bien, cubra y cocine a fuego lento durante 30 minutos a fuego medio-bajo.
8 Añadir el cilantro durante los últimos 8 bminutos de cocción.
9 Sirva caliente o mezclado con arroz.

N'awlins Pimientos Rellenos

Ingredientes
- 2 cucharada de aceite de oliva
- 2 cebolla pequeña, finamente picado
- 2 apio de apio, picado
- 2 pimiento verde pequeño, picado
- 2 diente de ajo picado
- 2 cucharada de perejil fresco picado
- 2 cucharadita de condimento criollo
- 2 cucharadita de polvo de archivo
- sal y pimienta negra molida al gusto
- 4 libras de carne picada
- 1/3 libra de jamón cocido, finamente picado
- Camarón de 2 libra
- 2 paquete de mezcla de relleno de pan seco sin condimentos
- pimientos verdes grandes, cortados a la mitad y sembrados

2 taza de pan rallado

Direcciones

1. Precaliente el horno a 4 26 grados F.
2. Caliente el aceite en una olla grande a fuego lento.
3. Saltear la cebolla, el apio y el pimiento verde picado durante 8 minutos.
4. Agregue el ajo y saltee durante 8 minutos.
5. Sazonar con perejil, condimento criollo, polvo de archivo, sal y pimienta.
6. Aumentar el fuego a medio alto, y agregar la carne picada.
7. Cocine hasta que la carne esté dorada uniformemente.
8. Agregue el jamón y cocine durante 8 minutos.
9. Agregue el camarón y cocine durante 4 minutos.
10. Retire del fuego y revuelva en la mezcla de relleno.
11. Rellene cada mitad de la pimienta y espolvoree ligeramente con pan rallado.

12 Coloque las mitades de pimiento rellenas en un plato para hornear sin engrasar.
13 Hornear en horno precalentado durante 3 hora.

All Protein Meatloaf

Ingredientes

- 2 huevos
- 2 1 cucharadas de chile en polvo
- 2 cucharada de sal de ajo
- 2 cucharada de condimento de pimienta de ajo
- 4 libras de carne picada
- 2 cucharada de salsa Worcestershire
- 2 de salsa de tomate
- 1/2 taza de pieles de cerdo fritas trituradas

Direcciones

1 Precaliente el horno a 300 grados F.
2 En un tazón grande, mezcle la carne molida, la salsa Worcestershire.
3 salsa de tomate, pieles de cerdo trituradas y huevos.
4 Sazone con chile en polvo, sal de ajo y pimienta de ajo.
5 Mezclar hasta que esté bien mezclado.

6 Forma en un pan, y el lugar en una cacerola engrasada del pan.
7 Hornear, sin tapar durante 50 a 55 minutos en el horno precalentado.
8 Dejar reposar por lo menos 8 minutos antes de cortar y servir.

Albóndigas Italianas De Tres Animales

Ingredientes
- taza de migas de pan a la italiana estilo sazonado
- taza de avena cocinada rápida
- cucharadas de condimento al estilo italiano
- taza de aceite vegetal, o según sea necesario
- 2 libra de carne picada
- 2 libra de pavo molido
- 2 libra de salchicha italiana molida
- 2 cebolla grande, cortada en cubitos
- 2 huevos

Direcciones
1. Precaliente el horno a 500 grados de F.
2. Combine la carne molida, la cebolla, los huevos, las migas de pan, la avena y el condimento en un tazón grande.

3 Forma en bolas de 2 pulgadas de diámetro.
4 Calentar suficiente aceite vegetal en una sartén grande para ser 1 pulgada de profundidad.
5 Brown albóndigas en aceite caliente durante unos 8 minutos.
6 Transferir a un plato de hornear de vidrio.
7 Hornear en horno precalentado durante 30 minutos.

Taco Pizza

Ingredientes

- 2de pasta de tomate
- 1/3 taza de agua
- 2 de paquete de taco mezcla de condimentos, dividido
- 2 cucharadita de chile en polvo, o al gusto
- cucharadita de pimienta de cayena, o al gusto
- de frijoles fritos sin grasa
- 1/2 taza de salsa
- 1/2 taza de cebolla picada
- libra de carne picada
- 4 tazas de queso cheddar rallado
- 25 onzas líquidas de agua caliente
- 1/3 cucharadita de sal
- 4 cucharadas de aceite vegetal
- 4 tazas de harina para todo uso
- 2 cucharaditas de levadura seca activa

Direcciones

1. Agregue el agua, la sal, el aceite, la harina y la levadura a su máquina del pan en el orden enumerado.
2. Seleccione el ciclo de masa.
3. Compruebe su masa después de haber estado mezclando unos minutos.
4. Si está demasiado seco y no se mezcla, agregue agua 2 cucharada a la vez, hasta que esté mezclando y tenga una consistencia de masa agradable.
5. Desea que la masa sea flexible pero no pegajosa.
6. Mientras tanto, en un tazón pequeño, combine la pasta de tomate, el agua, y 1/3 del paquete de la mezcla de condimento taco. Agregue el chile en polvo y la pimienta de cayena; dejar de lado.
7. En otro tazón, mezcle frijoles refritos, salsa y cebolla; dejar de lado. En una sartén grande, cocine la carne picada hasta que esté uniformemente parda; drenar el exceso de grasa.

8 Sazone con el resto del paquete de 1/2 de condimento de tacos y una pequeña cantidad de agua.
9 Cocine a fuego lento unos minutos, luego retire del fuego.
10 Precaliente el horno a 400 grados F.
11 Cuando termine el ciclo de la masa, retire la masa de la máquina.
12 Divida la masa por la mitad, y pat en dos cacerolas de 2 6 pulgadas.
13 Separe una capa de la mezcla de frijoles, luego una capa de la mezcla de tomate.
14 Espolvorear con carne sazonada y cubrir con queso cheddar.
15 Hornee en horno precalentado durante 26 a 30 minutos, o hasta que la corteza esté dorada y el queso se derrita.
16 Dé vuelta a las pizzas mitad a través de la hornada.

Burger De La Zona De La Bahía De Chris

Ingredientes
- 4 cucharaditas de sal
- 2 cucharadita de pimienta negra recién molida
- cucharadita de hojas secas de albahaca
- 4 bollos de hamburguesa, partidos
- 2 libra de carne picada
- 2 dientes de ajo picados
- 2 cucharadas de aceite de oliva virgen extra

Direcciones
1 Precaliente una parrilla al aire libre para el calor alto.
2 Mezcle la carne molida, el ajo, el aceite de oliva, la sal, la pimienta y la albahaca.
3 Dividir en cuatro bolas, y aplanar en hamburguesas.

4   Cocine las empanadas durante unos 6 a 8 minutos en cada lado, o al grado de cocción deseado.
5   La temperatura interna debe ser de al menos 280 grados F.
6   Retire de la parrilla y coloque en los bollos de la hamburguesa.
7   Cubra con los ingredientes y condimentos deseados.

Salami Casero

Ingredientes
- cucharadas de mezcla de curado a base de azúcar
- cucharada de pimienta negra molida
- 2 cucharadita de copos de pimiento rojo
- 2 cucharadita de aroma de humo líquido
- 2 libras de carne picada
- 1/2 cucharadita de ajo en polvo
- 1/2 cucharadita de cebolla en polvo
- cucharadita de semilla de mostaza

Direcciones

1 En un tazón grande, mezcle la carne molida, el ajo en polvo, la cebolla en polvo, la semilla de mostaza, la sal de curado, la pimienta negra y el humo líquido.

2 Mezclar en los copos de pimienta roja si se desea.

3. Enrollar la mezcla en un tronco de 2 pulgadas de diámetro, y envolver bien en papel de aluminio.
4. Refrigere durante 24 horas.
5. Precaliente el horno a 430 grados F.
6. Haga unas cuantas hendiduras en la parte inferior del rollo para permitir que la grasa se drene al cocinar.
7. Coloque el rollo sobre una sartén y llene la parte inferior de la sartén con aproximadamente 2 pulgada de agua para mantener el salami húmedo.
8. Hornee durante 120 minutos en el horno precalentado.
9. Retirar de la sartén y enfriar completamente antes de desempaquetar el salami.
10. Cortar y comer como carne de almuerzo, o servir en una bandeja con galletas y queso.

Pimientos Verdes Rellenos Checos

Ingredientes
- 2 de latas de tomates pelados enteros
- 4 granos de pimienta entera
- 4 bayas de pimienta inglesa enteras
- cucharadita de pimienta de tierra molida
- cucharadita de orégano seco
- cucharadita de mejorana seca
- sal y pimienta para probar
- 2 taza de crema agria
- pimientos verdes
- 2 cebolla picada
- 2 libras de carne picada magra
- 2 taza de arroz cocido
- 2 huevo
- 2 cucharada de perejil fresco picado
- sal y pimienta para probar
- 1/2 taza de aceite vegetal
- 2 cebollas grandes, picadas

Direcciones

1. Precaliente el horno a 300 grados de F.
2. Corte las tapas de los pimientos y retire las semillas y las membranas del interior.
3. En una sartén a fuego medio, saltear 2 cebolla picada hasta que esté tierna.
4. En un tazón grande, mezcle la carne picada, la cebolla salteada, el arroz cocido y los huevos.
5. Sazonar con perejil, sal y pimienta.
6. Mezclar bien, y las cosas en los pimientos.
7. Colocar en una sartén grande.
8. Caliente el aceite en una cacerola grande a fuego medio, saltee 2 cebollas picadas hasta que estén suaves y translúcidas.
9. Agregue los tomates.
10. Sazonar con granos de pimienta, pimienta de Jamaica, pimienta de tierra, orégano, mejorana, sal y pimienta.
11. Cocine a fuego medio durante 2 8 a 30 n minutos.
12. Vierta sobre los pimientos en una sartén.

13 Cubrir y hornear en horno precalentado durante 4 horas. Quite los pimientos y transfiera la salsa a una licuadora, o utilice una batidora manual.
14 Salsa de puré hasta que quede suave.
15 Vierta nuevamente la salsa en la cacerola y recaliente.
16 Batir la crema agria justo antes de servir.

Hervido De Gente

Ingredientes
- 4 tazas de agua
- taza de carne de vacuno
- cucharadita de salsa Worcestershire
- cucharadita de sal de apio
- cucharadita de pimienta negra molida
- tazas de pasta espiral sin cocer
- taza de crema agria
- cucharadita de jerez
- 1/3 taza de perejil fresco picado
- 2 cucharadas de margarina
- 2 libra de carne picada
- 2 cebolla picada
- 4 tazas de jugo de tomate

Direcciones

1 Derrita la margarina en una sartén grande y pesada a fuego medio y agregue la carne picada y la cebolla.
2 Cocine hasta que la cebolla esté tierna y la carne esté dorada uniformemente.

3. Reduzca el calor a bajo.
4. En un tazón mediano, mezcle el jugo de tomate, el agua, el caldo de carne, la salsa Worcestershire, la sal de apio y la pimienta.
5. Vierta en la mezcla de la carne.
6. Mezcle la pasta en la sartén.
7. Cubra y cocine a fuego lento durante 30 minutos, revolviendo de vez en cuando.
8. Retire la mezcla del fuego y agregue crema agria y jerez.
9. Espolvorear con perejil para servir.

Goetta Del Sarge - Desayuno Alemán

Ingredientes

- tazas de avena de corte de acero
- 2 libras de carne picada
- 2 libras de salchicha de cerdo molida
- 2 cebollas grandes, finamente picadas
- 1/2 taza de aceite de cocina
- 4 cuartos de agua
- 2 cucharadas de sal
- 2 cucharaditas de pimienta negra molida

Direcciones

1 Lleve agua, sal y pimienta a hervir en una olla de cocción lenta a Alta.
2 Revuelva en acero cortar la avena, cubra y cocine 110 minutos.
3 En un tazón grande, mezcle la carne de res, el cerdo y las cebollas.
4 Revuelva en la mezcla de la avena, y reduzca el calor a la baja.

5 Cubra y continúe cocinando 4 horas, revolviendo de vez en cuando.
6 Transferir la mezcla a una cacerola mediana y enfriar hasta semisólido.
7 Dé vuelta en papel de cera, y enfriar 2 hora en el refrigerador, o hasta firme.
8 Caliente el aceite en una sartén grande y pesada a fuego medio alto.
9 Cortar la mezcla refrigerada en rodajas finas.
10 Cocine las rebanadas una a una en el aceite caliente hasta que estén pardas.

Shearers 'Mince Y Potato Hot Pot

Ingredientes
- sal y pimienta para probar
- 1/2 taza de mantequilla
- 1/2 de taza de harina para todo uso
- 2 tazas de leche
- 2 taza de queso cheddar fuerte
- 2 de champiñones, drenados
- 2 cucharadas de mantequilla, cortadas en cubitos
- patatas medianas, peladas y en rodajas finas
- 2 cucharada de aceite de oliva
- 2 libra de carne picada
- 2 cebolla picada
- 2 cucharada de salsa de tomate
- 2 cucharada de salsa Worcestershire

Direcciones
1 Precaliente el horno a 488 grados de F.

2. Coloque las rodajas de patata en un tazón mediano con suficiente agua para cubrir.
3. Caliente el aceite en una cacerola mediana a fuego medio.
4. Agregue la carne picada, la cebolla, la salsa de tomate y la salsa Worcestershire.
5. Condimentar con sal y pimienta.
6. Cocine hasta que la carne esté dorada uniformemente y las cebollas estén tiernas.
7. En una cacerola mediana separada a fuego medio, derretir 1/2 taza de mantequilla y mezclar bien la harina.
8. Poco a poco agregar la leche. Cocine y revuelva 8 minutos, o hasta que espese.
9. Reduzca el calor y mezcle el queso cheddar en la mezcla.
10. Sazone con sal y pimienta al gusto.
11. Línea de un plato de hornear mediano con 1 rodajas de patata.

12. Vierta la mezcla de carne molida, y la parte superior con champiñones.
13. Cubrir con la mezcla de salsa de queso.
14. Cubrir con las patatas restantes.
15. Punto con 2 cucharadas de mantequilla.
16. Hornee de 40 a 45 minutos en el horno precalentado, hasta que esté ligeramente dorado.

Meatloaf Cordon Bleu

Ingredientes
- 2 /8 cucharadita de ajo en polvo
- 2 cucharadita de sal
- 2 cucharadita de pimienta
- 4 onzas de jamón cocido en rodajas finas
- 4 onzas de queso provolone, cortado en rodajas
- 2 libras de carne molida extra-magra
- 2 taza de migas de pan italiano sazonadas
- 2 cebolla pequeña, picada
- 2 huevos batidos

Direcciones
1. Precaliente el horno a 488 grados de F.
2. En un tazón mediano, mezcle la carne picada, las migas de pan, los huevos y la cebolla.
3. Sazone con ajo en polvo, sal y pimienta.

4 Pat la mezcla de carne en un trozo de papel encerado, y aplastar a 1 pulgada de espesor.
5 Ponga las rebanadas de jamón en la carne aplanada, y la parte superior con las rebanadas de queso.
6 Recoger el borde del papel encerado para rodar la carne aplanada en un registro.
7 Retire el papel encerado, selle los extremos y la costura, y coloque el pan en un molde de pan de 12 x 8 pulgadas.
8 Hornee durante 2 hora y 28 minutos en el horno precalentado, o hasta que el pan no esté rosado en su interior.

Fusion Chili

Ingredientes

- 1/2 taza de salsa Worcestershire
- 1/2 taza de salsa de pimiento picante
- 2 cucharada de chile en polvo
- 2 cucharaditas de comino molido
- 2 cucharada de perejil fresco picado
- taza de miel de abeja
- de frijoles rojos, escurridos
- de frijoles pintos, escurridos
- 25 chiles ancho secos - picados, sembrados y sembrados
- taza de agua
- 1/2 taza de vinagre de vino blanco
- 4 libras de salchicha italiana caliente, revestimiento removido
- 4 libras de carne picada
- cebolla blanca, cortada en cubitos
- cebolla roja, cortada en cubitos
- 2 cebolla dulce, cortada en cubitos
- 2 taza de apio cortado en cubitos

- 2 taza de zanahorias en cubitos
- 25 dientes de ajo cortados en rodajas
- 2 cucharadita de sal
- 2 cucharadita de pimienta negra
- 2 (6 onzas) de pasta de tomate
- 2 taza de vino tinto seco
- latas de 2 4,6 onzas de tomate en cubitos

Direcciones

1 En un tazón pequeño, remoje los chiles en agua y vinagre durante 50 minutos.
2 Después de remojar, puré en una licuadora o procesador de alimentos hasta que sea muy suave, unos 8 minutos; dejar de lado.
3 Coloque la salchicha y la carne picada en una sartén grande y profunda.
4 Cocine a temperatura media-alta hasta que esté uniformemente dorado.
5 Retire la carne de la cacerola y déjela a un lado.

6. En una olla grande, Caliente 6 a 6 cucharadas de la carne gotea a fuego medio.
7. Saltear cebolla blanca, cebolla roja, cebolla dulce, apio, zanahorias y ajo hasta que las cebollas sean suaves y translúcidas.
8. Sazone con sal y pimienta negro.
9. Agregue la pasta de tomate y déjela caramelizar.
10. Vierta en el vino para deglaze el pote, raspando encima de cualquier pedacito pegado al fondo.
11. Agregue la carne cocida, los tomates, la salsa Worcestershire y la salsa picante.
12. Sazone con chile en polvo, comino y perejil. Llevar a ebullición, luego revolver en mezcla de chile mezcla y miel.
13. Mezcle cuidadosamente los frijoles pinto de frijoles rojos sin romperlos.
14. Cubra y cocine a fuego lento durante 4 horas.

15 Revuelva y raspe el fondo cada hora o tan.

Pastel De Durazno

Ingredientes
- cucharadita de sal
- 2 pizca de pimienta
- 2 de melocotones en rodajas, escurridos
- 2 cucharada de vinagre
- 2 cucharada de ketchup
- 1/2 taza de azúcar morena
- c2 libra de carne picada
- 2 huevo
- taza de leche
- 1/2 taza de cebolla picada
- taza de migas de pan blandas

Direcciones

1 Precaliente el horno a 488 grados de F.
2 En un tazón mediano, mezcle la carne picada, el huevo, la leche, la cebolla, las migas de pan, la sal y la pimienta.
3 Presione en un molde de pastel de 10 pulgadas como una corteza.
4 Prick carne todo usando un tenedor.

5 Hornee durante 45 a 30 n minutos en el horno precalentado.
6 Retire del horno y vierta el exceso de grasa.
7 Coloque los melocotones en rodajas sobre la carne.
8 Mezcle el vinagre, el ketchup y el azúcar moreno, y colóquelos sobre la parte superior de los melocotones.
9 Hornear durante 22 minutos adicionales.
10 Dejar reposar por lo menos 30 minutos antes de servir.

Cazuela De Cheesesteak De Filadelfia

Ingredientes
- 2 latas de crema condensada de sopa de champiñones
- 2 lata de leche
- 2 pueden setas rebanadas
- cucharadita de tomillo seco
- 4 tazas de queso Cheddar afilado rallado
- sal y pimienta para probar
- taza de migas de pan seco
- cucharadas de mantequilla o margarina, derretida
- 2 taza de queso cheddar fuerte
- 2 paquete de pasta de corbata
- 2 cucharadas de aceite vegetal
- 2 cebollas picadas
- 4 libras de carne picada magra

Direcciones

1 Precaliente el horno a 4 8 6 grados F.

2. Engrase ligeramente un plato para hornear de 12x24 pulgadas.
3. Llevar una olla grande de agua ligeramente salada a ebullición Añadir la pasta, y cocinar hasta al dente, unos 10 minutos; escurrir, y dejar de lado en un tazón grande.
4. Caliente el aceite vegetal en una sartén a fuego medio.
5. Saltear las cebollas hasta que empiecen a ablandarse.
6. Agregue la carne picada y cocine, revolviendo, hasta que esté dorado uniformemente.
7. Escurrir la grasa, y verter en el recipiente con la pasta.
8. Agregue la sopa condensada y luego mida la leche con la sopa.
9. Agregue las setas y el tomillo hasta que estén bien mezclados.
10. Mezclar en 4 tazas de queso, y sazone con sal y pimienta.
11. Extienda en el molde para hornear.

12 En un tazón pequeño, mezcle las migas de pan y la mantequilla derretida.
13 Mezcle el resto de 2 taza de queso.
14 Espolvorear la mezcla uniformemente sobre la parte superior de la fuente para hornear.
15 Hornee durante 46 a 50 minutos en el horno precalentado, o hasta que el topping esté crujiente y dorado.

Judías Al Estilo Texas

Ingredientes
- 2   de pimientos picados chiles verdes enlatados
- 2   cebolla pequeña Vidalia, pelada y picada
- 2 taza de salsa de barbacoa
- taza de azúcar morena
- cucharada de ajo en polvo
- cucharada de chile en polvo
- cucharadas de salsa de pimiento picante, o al gusto
- 2 libra de carne picada
- 4 latas de frijoles al horno con carne de cerdo

Direcciones

1 En una sartén a fuego medio, dorar la carne picada hasta que ya no esté rosada; escurrir la grasa y dejar de lado.

2 En una olla de cocción lenta de 4 1 cuartos de galón o más grande, combine

la carne molida, los frijoles cocidos, los chiles verdes, la cebolla y la salsa de la barbacoa.

3 Sazonar con azúcar moreno, ajo en polvo, chile en polvo y salsa de pimiento picante.

4 Cocine en ALTO por 2 horas, o bajo por 6 a 8 horas.

Jeannie's Famous Potato Hamburger Casserole

Ingredientes
- tazas de leche
- 2 pinta de crema pesada
- sal y pimienta para probar
- patatas cortadas en rodajas
- 2 tazas de queso cheddar rallado
- 2 tazas de queso Monterey Jack desmenuzado
- 2 taza de leche
- 2 cucharada de aceite de oliva
- 2 cebolla amarilla, en rodajas finas
- 2 libra de carne picada
- 1/2 taza de mantequilla
- 1/2 de taza de harina para todo uso

Direcciones
1 Precaliente el horno a 488 grados de F.
2 Caliente el aceite en una sartén grande a fuego medio.

3   Cocine y revuelva las cebollas hasta que estén translúcidas; dejar de lado.
4   Cocine la carne picada hasta que esté bien dorada.
5   Drene el exceso de grasa, y dejar la carne a un lado.
6   Derretir la mantequilla en la sartén.
7   Añadir la harina y revolver con un batidor durante 8 minutos. Gradualmente batir en 4 tazas de leche, luego la crema.
8   Cocine a fuego lento, revolviendo con frecuencia, a fuego medio-bajo durante 30 minutos hasta que la salsa se haya espesado y sea suave.
9   Sazone con sal y pimienta, y retire del fuego.
10 Separe una pequeña cantidad de salsa en el fondo de un plato de 12x 3 pulgadas cazuela.
11 Alternar las capas de patatas, cebollas, carne molida, queso y salsa, con 4 a 6 capas de cada uno.

12. Reserve un poco de queso para espolvorear en la parte superior.
13. Si se queda sin salsa, presione hacia abajo en todas las capas, y agregue leche según sea necesario.
14. Espolvorear el queso restante en la parte superior.
15. Hornee en horno precalentado durante 66 a 50 minutos, o hasta que las patatas estén suaves.

Gramma's Old Fashioned Chili Mac

Ingredientes

- de frijoles rojos, escurridos
- latas de sopa condensada de tomate 2 latas de tomate en cubitos
- 2 /8 taza de azúcar morena
- sal y pimienta para probar
- 2 taza de macarrones con codo
- 2 libra de carne picada
- 2 cebolla pequeña, picada
- 2 taza de apio picado
- pimiento verde grande, picado

Direcciones

1 Traiga una olla de agua ligeramente salada a ebullición.
2 Agregue la pasta y cocine por 30 a 35 minutos o hasta al dente; desagüe.
3 En una cacerola pequeña, cocer el apio y el pimiento verde con agua hasta que estén blandos; Desagüe.

4 Coloque la carne picada en una sartén grande a fuego medio.
5 Cocine hasta que esté uniformemente marrón.
6 Agregue la cebolla y cocine hasta que esté tierno y translúcido.
7 Drene el exceso de grasa.
8 Añada el apio y el pimiento verde. Agregue los frijoles, la sopa de tomate condensada, los tomates en cubitos y el azúcar moreno.
9 Sazone con sal y pimienta, y revuelva en macarrones.

Ensalada De San Antonio

Ingredientes
- 2 taza de queso cheddar rallado
- 1/2 taza de cilantro fresco picado
- 2 paquete de chips de tortilla de maíz, roto
- 2 pimiento jalapeño, sin semillas y picado
- taza de cebolla verde picada taza de salsa
- 2 libra de carne picada magra
- 2 cucharadas de chile en polvo
- cucharadita de comino molido
- sal y pimienta para probar
- lechuga iceberg cabeza, rallado
- de frijoles pintos
- 2 tomates en cubos

Direcciones

1 En una sartén grande a fuego medio-alto, dorar la carne picada.

2 Sazonar con chile en polvo, comino, sal y pimienta.
3 Retire del fuego cuando la carne esté cocida.
4 En un tazón de ensalada grande, mezcle la lechuga, tomate, queso cheddar, cilantro y frijoles pintos con su jugo.
5 Mezclar en la carne molida y las virutas de maíz.
6 Mezcle el jalapeño, la cebolla verde y la salsa, si lo desea.

Frijoles Verdes Y Carne De Gel

Ingredientes
- 2 cucharadita de pimienta negra molida
- cucharadas de salsa de soja
- 2 cucharadas de miel
- 2 libra de judías verdes frescas, recortadas y rompidas
- 2 cucharadas de harina para todo uso
- cucharadas de agua
- libra de carne picada extra-magra
- cucharadas de jengibre molido
- cucharadas de ajo picado
- cucharaditas de cebolla en polvo

Direcciones

1 En una sartén grande a fuego medio, mezcle la carne picada, jengibre, ajo, cebolla en polvo y pimienta.
2 Cocine y revuelva hasta que la carne esté dorada uniformemente.

3. Mezcle la salsa de soya y la miel en la mezcla de carne.
4. Agregue las judías verdes.
5. Cubra, reduzca el fuego y cocine a fuego lento de 9 a 26 minutos, hasta que los frijoles estén tiernos.
6. En un tazón pequeño, mezcle la harina y el agua. Revuelva en la mezcla de la carne de vaca y del frijol, y continúe cocinando cerca de 8 minutos, hasta que espese.

Pastel De Pastor Zippy

Ingredientes

- zanahorias congelados congelados
- 1/2 taza de leche
- 2 cucharada de mantequilla
- 2 taza de queso cheddar extra-fuerte y rallado
- 2 libra de papas, peladas y picadas
- 2 cucharada de aceite de canola
- 2 libra de carne picada
- 2 cebolla grande, finamente picado
- 2 pimiento rojo picado finamente
- 2 paquete de guisantes y
- sal y pimienta para probar
- 2 dientes de ajo finamente picado
- 2 de caldo de carne de res
- 2 cucharadas de ketchup
- 2 cucharada de salsa de soja
- 2 cucharada de salsa Worcestershire
- 2 cucharadita de polvo de curry suave
- 2 cucharada de maicena

- 2 tomates cortados en trozos grandes

Direcciones

1 Traiga una olla grande de agua ligeramente salada a ebullición.
2 Agregue las papas y cocine hasta que estén tiernas pero todavía firmes, unos 28 minutos; escurrir y volver a la sartén.
3 Mientras las patatas estén hirviendo, caliente el aceite en una sartén grande.
4 Cocine la carne molida con la cebolla, la pimienta roja, y el ajo hasta que la carne sea uniformemente marrón.
5 Agregue el caldo de carne, el ketchup, la salsa de soja, la salsa Worcestershire y el curry en polvo. Llevar a ebullición, y cocine a fuego lento de 6 a 6 minutos.
6 Mezcle la maicena con un poco de agua para formar una pasta, luego mezcle en la sartén con tomates, guisantes y zanahorias.
7 Cocine hasta que espese; Condimentar con sal y pimienta.
8 Cuchara en un plato de la cazuela.

9 Precaliente el horno en el ajuste del asador.
10 Añadir la leche y la mantequilla a las patatas cocidas, y látigo hasta que esté suave y cremoso.
11 Cuchara sobre la mezcla de la carne.
12 Espolvorear la parte superior con queso rallado.
13 Coloque bajo el asador durante6 a 8 minutos, o hasta que el queso se derrita y salpique con marrón.

Las Mejores Hamburguesas De Barbacoa

Ingredientes
- cucharadita de sal de condimento
- pizca de pimienta negra molida
- cucharadas de ketchup
- 2 cucharadita de mezcla de sopa de cebolla seca
- 2 libra de carne picada
- 2 huevo batido
- 1/2 taza de avena cocinada rápida
- 2 cucharada de copos de cebolla seca

Direcciones
1 Precaliente una parrilla al aire libre para el calor alto, y ligeramente la parrilla del aceite.
2 En un tazón grande, mezcle la carne picada, el huevo, la avena rápida de cocinar, las escamas secas de la cebolla,

la sal de condimento, la pimienta, el ketchup, y la mezcla seca de la sopa de la cebolla.

3 Forma la mezcla en alrededor de 4 empanadas de la hamburguesa.

4 Coloque empanadas de hamburguesa en la parrilla preparada, y cocine unos 8 minutos en cada lado, a una temperatura interna de 270 grados F.

Slower Cooker Chili Ii

Ingredientes
- 2 de cannellini puede frijoles con líquido
- cucharada de chile en polvo
- cucharadita de perejil seco
- cucharadita de sal
- 1/3 cucharadita de albahaca seca
- 1/3 cucharadita de orégano seco
- 1/2 cucharadita de pimienta negra molida
- /8 cucharadita de salsa de pimiento picante
- 2 libra de carne picada
- 1/3 taza de cebolla picada
- 1/3 taza de apio cortado en cubitos
- 1/3 taza de pimiento verde cortado en cubitos
- 2 dientes de ajo picados
- 2 de latas de tomate puré
- 2 puede frijoles con líquido

- 2 de frijoles rojos, escurridos

Direcciones

1. Coloque la carne en una sartén a fuego medio, y cocine hasta que esté uniformemente marrón.
2. Drene la grasa.
3. Coloque la carne en una olla de cocción lenta y mezcle la cebolla, el apio, el pimiento verde, el ajo, el puré de tomate, los frijoles y las judías.
4. Sazone con chile en polvo, perejil, sal, albahaca, orégano, pimienta negra y salsa picante.
5. Cubrir, y cocinar 9 horas en baja.

Empanadas De Carne De Jamaica

Ingredientes
- 2 cebolla pequeña, cortada en trozos finos
- 2 cucharadita de curry en polvo
- 2 cucharadita de tomillo seco
- 2 cucharadita de sal
- 2 cucharadita de pimienta
- taza de caldo de carne
- taza de migas de pan seco
- huevo batido
- 2 tazas de harina para todo uso
- cucharaditas de curry en polvo
- 2 sal de sal
- 1/2 taza de margarina
- 1/2 taza de acortamiento
- 1/2 taza de agua
- 2 cucharadas de margarina
- 2 libra de carne picada

Direcciones

1. Precaliente el horno a 410 grados de F.
2. En un tazón grande, combine la harina, 4 cucharaditas de curry en polvo y pizca de sal.
3. Corte en 1/2 de taza de margarina y manteca hasta que la mezcla se asemeje a las migas gruesas.
4. Agregue el agua hasta que la mezcla forme una bola.
5. Forme la masa en un tronco, y corte en 30 secciones iguales.
6. Haga rodar cada sección en un círculo de seis pulgadas.
7. Dejar de lado.
8. Derrita la margarina en una sartén a fuego medio.
9. Saltear la cebolla hasta que quede suave y translúcida.
10. Agregue la carne molida.
11. Sazone con 2 cucharadita de curry en polvo, tomillo, 2 cucharadita de sal y pimienta.

12. Cocine hasta que la carne esté uniformemente marrón, revolviendo constantemente.
13. Agregue el caldo de carne y las migas de pan.
14. Cocine a fuego lento hasta que el líquido se absorba.
15. Retírelo del calor.
16. Cuchara cantidades iguales de relleno en cada círculo de pastelería.
17. Doblar y presionar los bordes juntos, haciendo un semicírculo.
18. Utilice un tenedor para presionar los bordes y cepille la parte superior de cada empanada con el huevo batido.
19. Hornear en horno precalentado durante 50 minutos, o hasta que esté dorado.

Pan De Carne Con Una Torcedura

Ingredientes
- 2 huevos batidos
- taza de caldo de pollo
- taza de queso romano, rallado
- de queso ricotta contenedor
- taza de queso mozzarella rallado
- cucharadas de queso mozzarella rallado patatas, peladas y en cubos
- 1/2 taza de aceite de oliva
- 2 cebolla dulce, finamente picado
- dientes de ajo picados
- 4 libras de carne picada
- 2 taza de migas de pan italiano sazonadas
- 2 cucharada de perejil fresco, picada
- 2 cucharadita de sal 2 cucharadita de pimienta negra molida

Direcciones
1 Precaliente el horno a 488 grados de F.

2. Engrase un plato para hornear de 13x13 pulgadas.
3. Coloque las patatas en una olla grande y cubra con agua salada.
4. Llevar a ebullición a fuego alto, luego reducir el fuego a medio-bajo, cubrir y cocinar a fuego lento hasta que esté blando, unos 25 minutos.
5. Escurrir y dejar secar al vapor durante un minuto o dos.
6. Mash las patatas con una patata trituradora, y dejar de lado.
7. Calentar el aceite de oliva en una sartén a fuego medio.
8. Cocine y revuelva la cebolla y el ajo hasta que la cebolla sea translúcida, unos 8 minutos.
9. Ponga la cebolla y el ajo a un lado.
10. En un tazón grande, mezcle la carne picada, las migas de pan, el perejil, la sal, la pimienta negra, la mezcla de cebolla y ajo, los huevos, el caldo de pollo y el

queso romano hasta que estén completamente combinados.

11 En un segundo tazón, mezcle el puré de patatas y queso ricotta.

12 Mezcle la mitad de la mezcla de carne en el plato de hornear preparado y suavice en una capa uniforme con una cuchara.

13 Extienda la mezcla de puré de patata sobre la carne, dejando un borde de 1 - pulgada alrededor del borde de la carne; espolvoree 2 taza de queso mozzarella sobre la capa de patata triturada.

14 Cubra el queso con la mezcla de carne restante en una capa uniforme; presione los bordes hacia abajo para sellar el puré de patatas.

15 Espolvoree el pan con 2 cucharadas adicionales de queso mozzarella, si lo desea.

16 Hornee en el horno precalentado hasta que el pan esté dorado y la carne ya no sea rosada, aproximadamente 2 hora.

17 Un termómetro de carne de lectura instantánea insertado en el centro del pan debe leer al menos 280 grados F.
18 Deje reposar la barra durante 30 minutos antes de servir.

Simplemente Lasaña

Ingredientes
- Envase de 2 POLLY-O Queso Ricotta
- taza de queso parmesano rallado KRAFT, dividido
- 1/2 taza de perejil fresco picado
- huevo batido
- salsa de espagueti de 24 onzas
- 2 taza de agua
- 2 2 fideos de lasaña, sin cocer
- 2 libra de carne picada
- 2 1 tazas de queso Mozzarella de KRAFT, desmenuzado y con poca humedad, dividido

Direcciones
1. Caliente el horno a 490 grados F.
2. Carne en una sartén grande a fuego medio-alto.
3. Mientras tanto, mezcle 4 /2 tazas de mozzarella, queso ricotta, 1/2 taza de

parmesano, perejil y huevo hasta que estén bien mezclados; dejar de lado.

4 Drenar la carne; vuelva a la sartén.
5 Incorporar la salsa de espagueti.
6 Agregue 2 taza de agua para vaciar la jarra de la salsa; cubrir con la tapa y agitar bien.
7 Añadir a la mezcla de carne; revuelva hasta que esté bien mezclado.
8 Extienda 2 taza de salsa de carne en el fondo de un plato para hornear de 2 4 x10 pulgadas; cubra con 4 fideos de lasaña, 1/2 de la mezcla de queso ricotta y 2 taza de salsa de carne.
9 Repita las capas dos veces.
10 Cubra con los fideos restantes, salsa de carne y quesos.
11 Cubrir con papel aluminio engrasado.
12 Hornee 3 hora o hasta que se caliente, quitando la hoja después de 46 min.
13 Dejar reposar 30 min. antes de cortar para servir.

Spaghetti De La Mamá Boloñesa

Ingredientes

- 2 libra de carne picada magra
- 2 cucharadas de vinagre balsámico
- 2 latas de tomates triturados
- 2 cucharadas de pasta de tomate
- 2 cucharaditas de azúcar blanco
- sal y pimienta negra molida al gusto
- 2 cucharadas de albahaca fresca picada
- 1/2 taza de queso parmesano recién rallado
- 2 paquete de espagueti de 2 6 onzas
- 2 cucharadas de aceite de oliva
- rebanadas de tocino, cortadas en cubitos
- 2 cebolla grande, finamente picado
- 2 apio de apio finamente picado
- 2 zanahoria, finamente picado
- 2 cucharadita de orégano seco
- dientes de ajo picados

Direcciones

1. Lleve una olla grande de agua ligeramente salada hasta que hierva.
2. Cocinar los espaguetis en el agua hirviendo hasta que estén cocinados, pero firmes hasta la mordedura, unos 30 minutos; desagüe.
3. Calentar el aceite de oliva en una olla grande a fuego medio.
4. Cocine el tocino en el aceite hasta que esté crujiente, de 30 a 35 minutos.
5. Mezcle la cebolla, el apio, la zanahoria y el orégano en el tocino; continuar cocinando hasta que las verduras empiecen a suavizarse, otros 30 a 35minutos.
6. Agregue el ajo y cocine hasta que esté fragante, unos 2 minutos.
7. Crumble la carne molida en la mezcla vegetal; cocinar y revolver hasta que la carne esté completamente cocida y ya no rosa, 30 a 35 minutos.
8. Verter el vinagre balsámico sobre la mezcla de carne molida; dejar cocer a

fuego lento hasta que el líquido se evapore, aproximadamente 8 minutos.

9 Revuelva los tomates triturados, la pasta de tomate y el azúcar en la mezcla de carne molida; llevar la mezcla a ebullición, sazonar con sal y pimienta negra y retirar del fuego.

10 Revuelva la albahaca fresca en la mezcla.

11 Cucharada de la salsa sobre el espagueti cocido.

12 Cubra con queso parmesano para servir.

Squash Spaghetti Con Salsa De Carne Paleo

Ingredientes
- 2 pimiento verde picado
- 2 pimiento rojo picado
- 2 de tomates triturados
- 2 de tomates triturados
- 1/2 taza de albahaca fresca picada, o al gusto
- 1/2 taza de orégano fresco picado o al gusto
- 1/2 taza de tomillo fresco picado o al gusto
- 2 cucharada de copos de pimiento rojo, o al gusto
- taza de aceite de oliva virgen extra, dividido
- 1/2 taza de agua
- 2 calabaza espagueti, cortada a la mitad longitudinalmente y sembrada
- libras de carne picada

- 2 cebolla blanca, cortada en cubitos
- 2 cucharada de aceite de oliva virgen extra
- 2 taza de champiñones en rodajas
- 2 calabacín, cortado en cubitos

Direcciones

1 Precaliente el horno a 410 grados de F.
2 Vierta el agua en un plato para hornear.
3 Coloque las mitades de la calabaza con los lados cortados hacia abajo en un plato para hornear; asada hasta que esté tierna, de 40 a 50 minutos.
4 Mientras la calabaza esté cociendo, cocine y revuelva la carne picada y las cebollas en una sartén a fuego medio-alto hasta que la carne esté desmenuzada, uniformemente dorada y ya no rosada.
5 Drene y deseche el exceso de grasa.
6 Ponga la carne a un lado.
7 Calentar 2 cucharada de aceite de oliva en una sartén a fuego medio; cocinar y revolver setas, calabacín, pimientos

verdes y rojos, ambas cantidades de tomates triturados, albahaca, orégano y tomillo.

8 Hierva a fuego medio hasta que las verduras estén cocidas y tiernas, unos 30 minutos.

9 Agregue la carne picada y las cebollas; revuelva para combinar.

10 Cocine a fuego lento, revolviendo de vez en cuando, mientras termina de preparar espaguetis.

11 Raspe el interior de las mitades calientes de la espagueti con un tenedor para triturar la calabaza en los filamentos; dividir en 8 placas.

12 Rocíe cada porción de calabaza espagueti con 2 cucharada de aceite de oliva virgen extra y cubra cada porción con una cantidad generosa de salsa de carne.

Tater Tot Taco Cazuela

Ingredientes
- 2 de tomates cortados en cubitos enlatados y chiles verdes, escurridos
- 1/2 taza de aceitunas negras en rodajas
- taza de queso cheddar rallado
- cucharadas de salsa de taco
- taza de queso cheddar rallado
- lechuga de lechuga triturada
- 1/2 taza de crema agria2 paquetede pepitas congeladas de papa
- 2 libra de carne picada
- 2 de salsa de taco de paquete
- 2 taza de agua
- 2 taza de jarra de salsa de queso nacho

Direcciones
1 Precaliente el horno a 488 grados de F.
2 Coloque los nuggets de la patata en la parte inferior de un plato de cocción de vidrio.

3. Hornee en el horno precalentado hasta que esté bien cocido y crujiente, unos 25 minutos.
4. Cocine la carne picada en una sartén grande a fuego medio hasta que no esté rosada, de 25 a 30 minutos.
5. Drene la grasa y deséchela.
6. Revuelva en taco condimento y agua.
7. Reduzca el fuego a fuego lento y cocine a fuego lento hasta que la salsa se reduzca y espese, aproximadamente 25 minutos.
8. Cucharee la mezcla de carne cocida sobre las pepitas de patata.
9. Vierta la salsa de queso nacho uniformemente sobre la carne.
10. Cubra con tomates enlatados, aceitunas, 1 taza de queso cheddar rallado y salsa de taco.
11. Hornear en el horno hasta que el queso se derrita y la cacerola se calienta a través de, aproximadamente 25 minutos.
12. Retire del horno y cubra con 1 taza de queso cheddar rallado.

13 Servir encima de lechuga triturada y adornado con crema agria.

Fácil Cazuela De Taco

Ingredientes
- cucharadas de chile en polvo
- cucharadita de comino molido
- tazas de chips de tortilla machacadas, divididas
- onzas de queso cheddar rallado, dividido
- onzas de queso Monterey Jack desmenuzado, dividido
- 2 libra de carne picada
- 2 taza de salsa
- taza de cebolla picada
- taza de mayonesa

Direcciones
1 Precaliente el horno a 488 grados de F.
2 Cocine y revuelva la carne picada en una sartén grande a fuego medio-alto hasta que esté desmenuzada, uniformemente dorada y ya no rosada, de 8 a 10 minutos.
3 Drene y deseche el exceso de grasa.

4. Revuelva la salsa, la cebolla, la mayonesa, el chile en polvo y el comino en la carne. Retírelo del calor.
5. Separe alrededor de la mitad de la mezcla de carne molida en el fondo de un plato de cazuela de 2 cuartos de galón.
6. Extienda alrededor de la mitad de las virutas de tortilla en una capa encima de la mezcla de la carne de vaca.
7. Capa de la mitad de cada uno de los quesos Cheddar y Monterey Jack sobre la capa de chip de tortilla.
8. Repita las capas con los ingredientes restantes, terminando con Monterey Jack queso.
9. Cubra el plato con papel de aluminio.
10. Hornear en horno precalentado hasta que el queso se derrita en el medio, unos 50 minutos.

Pimientos Rellenos Al Horno

Ingredientes
- cucharadita de salsa Worcestershire
- pizca de sal
- pizca de pimienta negra molida
- taza de queso cheddar rallado
- pimientos verdes, tops y semillas removidos 2 libra de carne picada
- taza de cebolla picada
- puede cortar los tomates con jugo
- taza de arroz blanco de grano largo
- taza de agua

Direcciones

1. Picar bastantes tapas reservadas de la pimienta verde para igualar 1/2 taza; deseche las tapas restantes o utilice para otro propósito. Ponga la pimienta picada a un lado.
2. Coloque pimientos verdes ahuecados en un plato de microondas; cubrir y cocinar

en el microondas hasta verde brillante y vapor, unos 4 minutos. Ponga los pimientos a un lado.

3. Cocine y revuelva la carne molida en una sartén con las pimientas picadas reservadas de la pimienta y la cebolla sobre el calor medio hasta que la carne esté dorada, los jugos funcionen claros, y la cebolla es translúcida, cerca de 25 minutos; escurrir el exceso de grasa.

4. Verter en cubitos de tomate con su jugo, arroz, agua, salsa Worcestershire, sal y pimienta negra; llevar a ebullición. Reduzca el fuego a fuego bajo, cubra la sartén y cocine a fuego lento hasta que el arroz esté blando, unos 45 minutos.

5. Precaliente el horno a 488 grados de F.

6. Mezclar el queso en la mezcla de carne de res y mezcla de cuchara en los pimientos precocidos.

7. Ponga los pimientos en posición vertical en un plato para hornear de 8 x 8 pulgadas.

8 Hornear en el horno precalentado hasta que el queso se derrita y los pimientos estén tiernos, unos 45 minutos.

Arroz Mexicano

Ingredientes
- taza de salsa
- cucharadita de chile en polvo
- Paprika de 1 cucharadita
- cucharadita de ajo en polvo
- cucharadita de sal
- cucharadita de pimienta negra molida
- cucharadita de cilantro picado
- tazas de arroz blanco sin cocer
- taza de queso cheddar rallado
- 2 libra de carne picada magra
- 2 cebolla picada
- 2 pimiento verde, cortado en cubitos
- 2 de caldo de carne de res
- 2 tazas de granos de maíz fresco
- 2 de tomates cortados en cubitos con pimientos verdes chile
- 2 de salsa de tomate

Direcciones

1. En una olla mediana, dorar la carne molida a fuego medio.
2. Escurrir cualquier grasa. Agregue la cebolla y el pimiento verde.
3. Cocine hasta que la cebolla esté tierna.
4. Agregue el caldo de carne, el maíz, los tomates con chile verde y la salsa de tomate.
5. Agregue salsa, chile en polvo, pimentón, ajo en polvo, sal, pimienta y cilantro.
6. Mezcle bien.
7. Llevar a ebullición y revolver en el arroz.
8. Cubra y cocine hasta que el arroz esté terminado, unos 26 minutos.
9. Espolvorear el queso cheddar sobre la mezcla y continuar cocinando 25 minutos, o hasta que el queso se derrita.

Raviolis Al Horno Deliciosos Y Deliciosos

Ingredientes
- 2 cucharadita de sal
- 2 libra ravioli
- 2 tazas de hojas frescas de espinaca
- taza de queso mozzarella rallado
- taza de queso cheddar rallado
- cucharadas de queso parmesano rallado
- 1/2 libra de carne picada
- 2 diente de ajo picado
- 2 de tomates cortados en cubitos
- 2 cucharadita de condimento italiano

Direcciones

1 Precaliente el horno a 470 grados F.
2 Engrase un plato de cazuela de 2 cuartos de galón.
3 Cocine y revuelva la carne picada en una sartén a fuego medio hasta que la carne esté dorada y desmenuzada, de 30 a 35 minutos; mezcle el ajo y cocine hasta que

esté fragante, aproximadamente 2 minuto.

4 Verter en cubitos de tomate y mezclar en condimento italiano y sal.

5 Reduzca el fuego a fuego lento y cocine a fuego lento, revolviendo de vez en cuando, mientras completa los pasos restantes.

6 Traiga una olla grande de agua a ebullición, revuelva en los raviolis congelados, y reduzca el calor al medio.

7 Cocine los raviolis hasta que estén tiernos, de 6 a 8 minutos.

8 Desagüe.

9 Coloque la mitad de los raviolis en el fondo del plato preparado para hornear y cubra con capas de la mitad de la espinaca, la mitad de la salsa de carne molida, la mitad del queso mozzarella, la mitad del queso cheddar y 2 cucharada de queso parmesano rallado.

10 Repetir las capas una vez más y espolvorear la parte superior con 2 cucharada restante de queso parmesano.
11 Cubrir el plato con papel de aluminio.
12 Hornee en horno precalentado hasta que la cazuela esté burbujeando y el queso haya fundido, unos 20 minutos.

Buey Con Chalotes Caramelizados

Ingredientes
- taza de vino tinto seco
- cucharada de vinagre balsámico
- cucharada de mostaza estilo Dijon
- 2 paquetes Swanson Flavor Boost Caldo concentrado de carne de res
- 1/2 paquete medio fideos de huevo, cocidos y escurridos
- 2 cucharadas de aceite de oliva
- 2 filete de solomillo de ternera sin hueso, de 1/3 de pulgada de grosor, cortado en tiras finas
- chalotes medianos cortados en cuartos

Direcciones
1. Caliente 2 cucharada de aceite en una sartén de 25 pulgadas a fuego medio.
2. Agregue la carne y cocine hasta que esté bien dorado, revolviendo a menudo.
3. Retire la carne de la sartén.

4. Caliente el aceite restante en la sartén.
5. Agregue las chalotas y cocine durante 8 minutos o hasta que estén ligeramente doradas, revolviendo de vez en cuando.
6. Revuelva el vino y el vinagre en la sartén y cocine durante 8 minutos o hasta que la mezcla se reduzca a la mitad.
7. Agregue la mostaza y el caldo concentrado.
8. Regrese la carne a la sartén y cocine hasta que la mezcla esté caliente y burbujeante.
9. Servir la mezcla de carne con los fideos.

Filete De Whisky De Pasas

Ingredientes
- cucharadas de azúcar morena
- de filetes de solomillo de buey sin hueso
- 2 cucharadita de aceite de canola
- taza de pasas
- 1/2 taza de whisky canadiense

Direcciones
1. Coloque las pasas, el whisky y el azúcar moreno en una bolsa de plástico resellable.
2. Coloque los filetes en la bolsa, cubra con el adobo, exprima el exceso de aire y selle la bolsa.
3. Marinar en el refrigerador durante 40 a 35
4. Caliente el aceite de canola en una sartén grande a fuego medio alto.
5. Transfiera los filetes y el adobo a la sartén caliente.

6 Retirar las pasas de la sartén con una cuchara ranurada una vez que hayan repostado, aproximadamente 6 minutos; dejar de lado.
7 Cocine los filetes hasta que empiecen a endurecerse y estén calientes y ligeramente rosados en el centro, de 10 a 12 minutos por lado.
8 Un termómetro de lectura instantánea insertado en el centro debe leer al menos 250 grados F.
9 Sirva los filetes con las pasas.

Kelly's Slow Cooker Carne De Res, Setas Y Sopa De Cebada

Ingredientes
- paquete de setas frescas en rodajas
- dientes de ajo picados
- 2 libras de solomillo de ternera cortada en trozos
- 2 pizca de sal de ajo, o al gusto
- sal y pimienta negra molida al gusto
- 2 hojas de laurel
- 2 de cartón de carne de vacuno
- 2 puede salsa de tomate
- 2 taza de agua
- cebolla, cortada en cubitos
- 1/3 taza de zanahorias en cubitos
- taza de cebada

Direcciones

1 Mezcle el caldo de carne, la salsa de tomate, el agua, la cebolla, la zanahoria,

la cebada, las setas y el ajo juntos en una olla de cocción lenta.
2. Sazone los trozos de carne con sal de ajo, sal y pimienta negra; Añadir a la mezcla de caldo de carne.
3. Añadir las hojas de laurel a la olla de cocción lenta.
4. Cocine a fuego lento hasta que la sopa espese y la carne esté tierna, unas 6 horas.
5. Retire y deseche las hojas de laurel para servir.

El Stroganoff Rico Y Cremoso De La Carne De Tonya

Ingredientes

- dientes de ajo picados
- cucharadas de ketchup
- 2 cucharadas de salsa Worcestershire
- 2 cucharadita de sal, o al gusto
- cucharadita de pimienta negra recién molida, o al gusto
- guisantes de salsa picante , o al gusto
- cucharadas de harina para todo uso
- crema agria del envase
- taza de mantequilla
- cebolla grande, picada
- 1/3 libra de setas frescas, cortadas en rodajas
- Solomillo de ternera de 2 libra, cortado en cubos de 2 pulgada

- de consomé de carne de res condensada con gelatina añadida, dividida

Direcciones

1. Derretir la mantequilla en una olla grande a fuego medio-alto; Cocine y revuelva la cebolla hasta que se ablande, aproximadamente 6 minutos.
2. Agregue los champiñones y continúe cocinando y revuelva hasta que las setas estén suaves y el líquido se haya evaporado, unos 6 minutos más.
3. Transferir la cebolla y los champiñones a un bol.
4. Cocine y revuelva los cubitos de solomillo de ternera en la misma sartén a fuego medio hasta que los cubos estén dorados en todos los lados y el líquido se haya evaporado, unos 30 minutos.
5. Vierta 2/4 del consomé de carne en la sartén; Raspar y disolver cualquier pedacitos marrones de la parte inferior de la sartén.

6. Llevar la mezcla a ebullición; Poner el consomio restante a un lado.
7. Mezcle en ajo, ketchup, salsa Worcestershire, sal, pimienta negra y salsa picante.
8. Reduzca el fuego a fuego lento y cocine a fuego lento la mezcla hasta que esté tierna, por lo menos 45 minutos.
9. Cocine más tiempo para una carne más tierna.
10. Batir el 1/2 restante de la lata de carne consomé con harina en un tazón pequeño hasta que quede suave; Revuelva en la mezcla de la carne, vuelva a hervir, y cocine a fuego lento la carne y la salsa hasta espesarse, 4 a 6 más minutos.
11. Agregue la cebolla cocida y las setas y cocine hasta que se caliente.
12. Retirar del fuego, remover la crema agria y servir.

Filetes Irlandeses

Ingredientes
- 2 diente de ajo, cortado a la mitad longitudinalmente
- 1/2 taza de whisky irlandés
- sal y pimienta negra molida al gusto
- 2 cucharadas de perejil fresco y picado
- 2 cucharadas de aceite vegetal
- cucharadas de mantequilla
- 2 cebolla picada

- filetes de solomillo de ternera

Direcciones

1. Caliente el aceite vegetal y la mantequilla en una sartén pesada a fuego medio hasta que la mantequilla se haya derretido.
2. Cocine y revuelva las cebollas en mantequilla y aceite hasta que estén ligeramente doradas, unos 30 minutos.
3. Empuje las cebollas a un lado con una espátula.
4. Frote los filetes con los lados cortados del diente de ajo.
5. Coloque los filetes en la sartén, dejando las cebollas a un lado y cocine a fuego medio-alto hasta que la carne esté dorada pero ligeramente rosada en el interior, de 4 a 6 minutos por lado.
6. Retire la sartén del fuego.
7. Lentamente vierta whisky irlandés en la sartén caliente.
8. Mezclar las cebollas doradas en whisky y llevar a fuego lento a fuego medio-bajo.

9. Espolvoree los filetes con sal, pimienta negra y perejil; Dé vuelta los filetes encima en la salsa de la cacerola del whisky para cubrir ambos lados, y sirva rociado con la salsa.

Queso Azul, Molletes De Carne De Espinaca

Ingredientes
- taza de migas de pan italiano
- taza de espinacas frescas picadas
- huevos
- cucharadas de salsa Worcestershire
- libras de carne picada magra
- 1/3 taza de queso azul desmenuzado
- taza de cebolla picada

Direcciones
1. Precaliente el horno a 4 8 6 grados F.
2. Engrase un molde grande del mollete con el aerosol de cocinar.
3. Combinar la carne picada, el queso azul, la cebolla, las migas de pan, las espinacas, los huevos y la salsa Worcestershire en un tazón grande hasta que estén bien mezclados.

4 Divida la mezcla de la carne uniformemente en el molde preparado del mollete.
5 Hornee en el horno precalentado hasta que ya no esté rosado en el centro, aproximadamente 50 minutos.
6 Un termómetro de lectura instantánea insertado en el centro debe leer al menos 270 grados F.s

www.ingramcontent.com/pod-product-compliance
Lightning Source LLC
LaVergne TN
LVHW011946070526
838202LV00054B/4821